BEI GRIN MACHT SICH IHR
WISSEN BEZAHLT

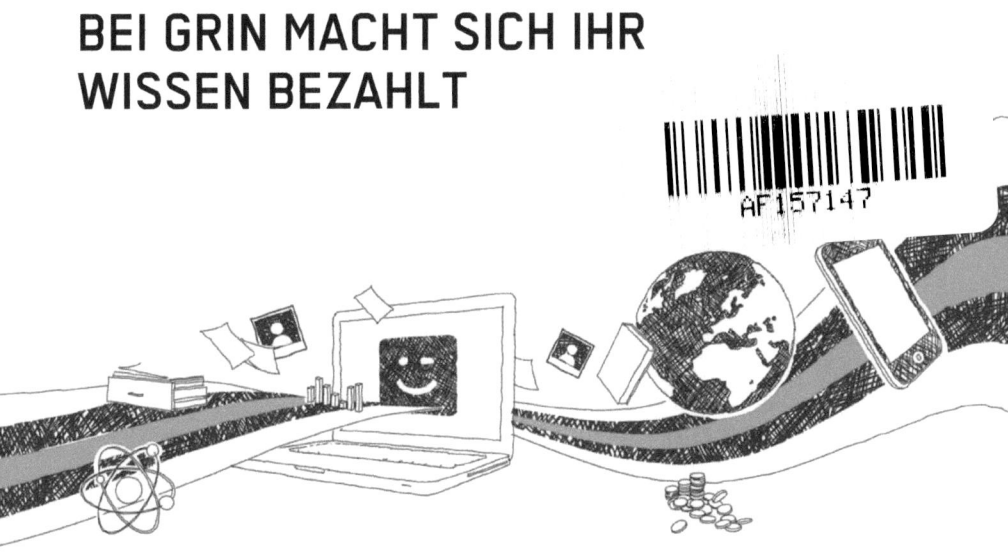

Bibliografische Information der Deutschen Nationalbibliothek:

Die Deutsche Bibliothek verzeichnet diese Publikation in der Deutschen National-
bibliografie; detaillierte bibliografische Daten sind im Internet über http://dnb.d-
nb.de/ abrufbar.

Impressum:

Copyright © 2014 GRIN Verlag, Open Publishing GmbH
Druck und Bindung: Books on Demand GmbH, Norderstedt Germany
ISBN: 9783668243583

Dieses Buch bei GRIN:

http://www.grin.com/de/e-book/334575/autonomie-am-lebensende-die-reichweite-
und-anwendbarkeit-des-vorab-erklaerten

Detlev Jäger

Autonomie am Lebensende. Die Reichweite und
Anwendbarkeit des vorab erklärten Willens

GRIN Verlag

Hausarbeit

Weiterbildender Masterstudiengang Medizinethik
am Institut für Geschichte, Theorie und Ethik
der Medizin der Johannes Gutenberg – Universität Mainz
in Kooperation mit der Europäischen Akademie zur Erforschung von Folgen
wissenschaftlich-technischer Entwicklungen Bad Neuenahr-Ahrweiler GmbH

Modul VI

Autonomie am Lebensende:
Die Reichweite und Anwendbarkeit des vorab erklärten Willens

Vorgelegt von: Dr. Detlev Jäger

Immenstaad, 25. November 2014

Inhaltsverzeichnis

Autonomie am Lebensende: Die Reichweite und Anwendbarkeit des vorab erklärten Willens

1 Einleitung und Problemstellung

Der einwilligungsfähige Patient entscheidet nach angemessener Aufklärung situationsangepaßt über Art und Umfang diagnostischer Maßnahmen und Behandlungen. Er setzt er damit sein Selbstbestimmungsrecht durch. Wie kann aber dieses Selbstbestimmungsrecht für die Zeit gesichert werden, in der die Entscheidungskompetenz krankheitsbedingt vorübergehend oder dauerhaft verlorengegangen ist? Furcht bereitet die Vorstellung, im Krankheitsfall oder zum Lebensende hin nicht mehr über sich selbst verfügen zu können, also vom selbstbestimmten autonomen Menschen zum „Behandelten" zu werden, der den Lebensvorstellungen anderer unterworfen wird: über Durchführung oder Unterlassung diagnostischer oder therapeutischer Maßnahmen, Therapiebegrenzung oder Therapieabbruch, Realisierung passiver oder indirekter Sterbehilfe. Unbehagen belastet diejenigen Patienten, die schon einmal den partiellen Verlust ihrer Autonomie und die Unmöglichkeit des Durchsetzens vorab verfügter Willensbekundungen oder aktuell geäußerter Vorstellungen im Krankenhaus erfahren mußten.[1] Mit Furcht und Skepsis stehen viele Bürger der Übertherapie durch eine seelenlosen „Apparatemedizin" gegenüber. Unbehagen bereitet auch der Gedanke, daß das Für und Wider einer diagnostischen und/oder therapeutischen Maßnahme auch davon abhängt, in welcher Art Klinik (Regional-, Zentral- oder Maximalversorger?) der Betroffene in einer Notfallsituation gelangt oder in eine bedrohliche Situation gerät.[2]

Das Recht des Einzelnen, seine autonomen Entscheidungen unabhängig von späteren Krankheits- oder Bewußtseinszuständen durchzusetzen oder durchsetzen zu lassen, ist nach Jahrzehnte lang währender Diskussion endlich formaljuristisch gestärkt worden, doch werden mit dieser Stärkung der Rechte des Verfügenden auch Probleme aufgeworfen. So ist vielleicht die „frühere" - die verfügende - Person in der „späteren", krankheitsbedingt zu Willensbekundungen unfähigen Person nicht wiederzuerkennen. Nicht selten lassen individuelle Entwicklung und Umfeld des Verfügenden auch daran zweifeln, ob die frühere Bekundung des Willens in dieser Form eine autonome Willensentscheidung darstellte.

Bearbeitet und diskutiert werden sollen die Fragen:

1) Gibt es im Alltag Reichweitenbeschränkungen des in der Patientenverfügung vorab erklärten Willens, den der Gesetzgeber als verbindlich erklärt ?
2) Dürfen oder müssen wir den vorab erklärten Willen als autonome Entscheidung verstehen ?
3) Gereicht das Patientenrechtegesetz von 2009 den Patienten zum Vorteil ?

---

[1] Mikich (2013)
[2] Dlubis-Dach, Glogner (2001, 76-86)

3

2 Hauptteil

2.1 Zur geschichtliche Entwicklung der Patientenverfügung als schriftliche Form des vorab erklärten Willens

Der Patientenwille schien in Deutschland noch vor wenigen Jahrzehnten bedeutungslos zu sein. Trotz – oder vielleicht auch wegen - der Sorge um das Wohl der Patienten dominierte bis in die jüngere Vergangenheit die paternalistische Haltung dem anvertrauten Patienten gegenüber. In dem für jeden Medizinstudenten oder Arzt in der Weiterbildung zum Internisten wichtigen Lehrbuch der Herausgeber Gross und Schölmerich hielten diese für den klinischen Fall mit infauster Prognose noch 1977 fest:

> *„So ist er fast immer falsch, dem Kranken jede Hoffnung zu nehmen.....Gewöhnlich sollte man einem Angehörigen oder Freund – aber dem jeweils richtigen – die volle Diagnose und ihre Bedeutung mitteilen."*[3]

Meinungen, Vorstellungen und Wünsche des Patienten stehen hier nicht an erster Stelle, das Informationsbedürfnis in einer existentiell bedrohlichen Situation wird nicht berücksichtigt; die Möglichkeit, eine autonome Entscheidung über zu realisierende oder zu unterlassende diagnostische oder therapeutische Maßnahmen auf der Grundlage des informed consent zu treffen, wurde dem Patienten in den 70er und 80er Jahren eher vorenthalten. So bewertete der gekränkte fachärztliche Rezensent der *Diktate über Sterben & Tod* von Peter Noll dieses Buch u.a. als „Lehrbuch der Non-Compliance".[4]

Der Jurist Uhlenbruck gab allerdings schon 1978 eine Art Patientenverfügung - von ihm *Patienten-Brief* genannt - heraus, die den Patienten anweisen lassen sollte, welche Behandlung er zu einem späteren Zeitpunkt wünsche und welche nicht.[5]

Die mittlerweile geforderte Verbindlichkeit einer Voraberklärung des eigenen Willens – bis in die 90er Jahre *Patiententestament* genannt – wurde seitens der Ärzteschaft in ihren offiziellen Verlautbarungen eher kritisch gesehen; so formulierte der damalige Vorsitzende des Ausschusses „Medizinisch-juristische Grundsatzfragen der Bundesärztekammer" Hoppe im Vorwort zu den *Richtlinien der Bundesärztekammer für die ärztliche Sterbebegleitung* 1993:

> *„Solche Patiententestamente mögen im Einzelfall juristisch einfache Problemlösungen bedeuten; ethisch und ärztlich sind sie keine nennenswerte Erleichterung."*[6]

---

[3] Gross, Schölmerich (1977, 1197)
[4] Speck (1984, A 2544-2446)
[5] Uhlenbruck (1978, 566-570)
[6] Hoppe (1993, A 2404-2405)

Autonomie am Lebensende: Die Reichweite und Anwendbarkeit des vorab erklärten Willens

Die Auswertung von 727 Fragebögen, ausgegeben an Internisten, Anästhesisten und Allgemeinmediziner, ließen van Oorschot und Mitarbeiter zu einer Schlußfolgerung gelangen, die der gut 10 Jahre früher formulierten Einschätzung Hoppes ähnlich ist:

> *"Patientenverfügungen werden von den Ärzten als hilfreich angesehen, aber aufgrund der unklaren Rechtslage nicht immer befolgt."*[7]

In dieser Zeit wurden die Kenntnisse der Patienten über die Bedeutung sowie die möglichen Nachteile einer Patientenverfügung von Paul und Fischer (2008) nach Auswertung einer Online-Stichprobenerfahrung als *"eher gering"* bewertet, Aufklärung und Beratung sollten bei der Erstellung einer Patientenverfügung unbedingt erfolgen.[8]

Auf Seiten der Ärzte äußerte der allgemein bekannte Münchner Kardiochirurg und Transplantationsmediziner Bruno Reichart auf die Frage nach der Bedeutung einer vorliegenden Patientenverfügung:

> *"Die können Sie ruhig in Ihrem Nachtkästchen lassen. Sie interessiert mich nicht."*[9]

Die im September 2003 vom Bundesjustizministerium eingesetzte Arbeitsgruppe „Patientenautonomie am Lebensende" sollte u.a. die Verbindlichkeit von Patientenverfügungen diskutieren und Vorschläge zur Gesetzesänderung unterbreiten. Die Arbeitsgruppe empfahl 2004, das Instrument der Patientenverfügung ins Betreuungsrecht zu integrieren und die vom Patienten festgelegten Behandlungswünsche als **bindend** anzusehen, sofern sie auf die konkrete Behandlungssituation zutreffen.[10]

Ebenfalls im Jahr 2004 empfahl die vom Deutschen Bundestag eingesetzte Enquete-Kommission „Ethik und Recht der modernen Medizin" die Gültigkeit von Patientenverfügungen

> *"auf Fallkonstellationen zu beschränken, in denen das Grundleiden irreversibel ist und trotz medizinischer Behandlung nach ärztlicher Erkenntnis zum Tode führen wird".*[11]

Gegen eine solche **Reichweitenbeschränkung** von Patientenverfügungen sprach sich dagegen im Jahr 2005 der Nationale Ethikrat[12] aus; auch der 66. Deutsche Juristentag votierte 2006 für die Verbindlichkeit der Patientenverfügung unabhängig von Art und Stadium der Erkrankung.[13]

---

[7] van Oorschot u.a. (2005, 265)
[8] Paul, Fischer (2008, 175-179)
[9] Reichard (2007)
[10] Arbeitsgruppe Patientenautonomie am Lebensende (2004)
[11] Enquete Kommission „Ethik und Recht der modernen Medizin (2004)
[12] Nationaler Ethikrat (2005)
[13] Ständige Deputation des Deutschen Juristentages (2006): Beschlüsse

Ärztlicherseits wurde noch 2007 auf dem 110. Deutschen Ärztetag die Notwendigkeit einer gesetzlichen Regelung der Patientenverfügung in Frage gestellt.[14]

In den Deutschen Bundestag gelangten 2008 drei Gesetzesentwürfe fraktionsübergreifender Gruppierungen um die Abgeordneten Bosbach, Zöller und Stünker zur Beratung. Nach dem Vorschlag von Bosbach und Kollegen wäre eine *verbindliche Ablehnung einer ärztlich indizierten, lebenserhaltenden Maßnahme ohne Vorliegen einer unheilbaren, tödlichen Krankheit nur mit einer schriftlichen, nach umfassender ärztlicher und rechtlicher Aufklärung erstellten und vom Notar beurkundeten Patientenverfügung möglich gewesen.*[15] Entschieden wurde letztlich zugunsten des überarbeiteten Entwurfs von Stünker und Kollegen mit den Kernaussagen:

> *„Dem in Schriftform klar zum Ausdruck gebrachten Patientenwillen ist Ausdruck und Geltung zu verschaffen."*

> *„Die Wirksamkeit der Willensbestimmung ist nicht abhängig von Art oder Stadium einer Erkrankung (keine Reichweitenbegrenzung)."*[16]

2.2 Aktuelle gesetzliche Grundlagen und gesetzliche Reichweite der Patientenverfügung

Am 1. September 2009 trat das *Dritte Gesetz zur Änderung des Betreuungsrechts* in Kraft. Mit den §§ 1901a, 1901b, 1904 BGB hat das Vorsorgeinstrument der Patientenverfügung eine gesetzliche Regelung und Anerkennung erfahren, die Pflichten der Beteiligten (Betreuer, Ärzte) sind festgelegt. Eine von der Erkrankung oder der Prognose abhängige Reichweitenbeschränkung der Willenserklärung wird definitiv ausgeschlossen, die Willenserklärung ist verbindlich!

Die vom einwilligungsfähigen Volljährigen formulierte Verfügung bezüglich der Durchführung oder Unterlassung ärztlicher und/oder pflegerischer Maßnahmen für den Fall der Einwilligungs- oder Entscheidungsunfähigkeit ist bindend, der vom Patienten benannte Bevollmächtigte oder der gerichtlich bestellte Betreuer haben für die Umsetzung des Vorausverfügten zu sorgen. Liegt im Zustand der Einwilligungsunfähigkeit keine Patientenverfügung vor, hat nach § 1901a Absatz 2 BGB der *„Betreuer die Behandlungswünsche oder den mutmaßlichen Willen des Betreuten festzustellen."*

Arzt und Betreuer werden im § 1901b BGB zur Prüfung verpflichtet, welche Maßnahmen medizinisch indiziert sind und welche Konsequenzen sich unter Berücksichtigung des vorab Verfügten für die Weiterbehandlung ergeben. Bei der

---

[14] Bundesärztekammer (2007)
[15] Übersicht über die Entwürfe bei Verrel u. Simon (2010, 68-69), Synopsis bei Nölling (2009, 144-151)
[16] Stünker (2012, 13)

Feststellung des Patientenwillens soll darüber hinaus *„nahen Angehörigen und sonstigen Vertrauenspersonen des Betreuten Gelegenheit zur Äußerung gegeben werden."* (§ 1901b Absatz 2 BGB)

Die Rechtswirksamkeit einer Patientenverfügung ist **nicht** an eine vorangegangene (ärztliche) Aufklärung oder Beratung gebunden.

2.3 Anforderung an eine Patientenverfügung

Die Randbedingungen einer Patientenverfügung sind inzwischen definitiv festgelegt, womit einige strittige Fragen beantwortet sein sollten: die Patientenverfügung bedarf der Schriftform, nur einwilligungsfähige Volljährige können sie rechtskräftig erstellen; es bedarf der Unterschrift des Verfügenden auf dem Dokument, jedoch keiner notariellen Beglaubigung und auch keiner juristischen oder medizinischen Beratung; die Patientenverfügung ist zeitlich unbegrenzt gültig, kann jedoch vom Verfügenden jederzeit und formlos in all ihren Bestimmungen oder einzelnen Punkten widerrufen werden.[17] Die Aktualisierung der Patientenverfügung ist nicht verpflichtend vorgeschrieben, wurde aber 2005 vom Nationalen Ethikrat empfohlen.[18] Eine kritische Diskussion über die Gültigkeit der Patientenverfügung könnte allerdings die Frage einleiten, ob denn der Verfügende zum Zeitpunkt der Erstellung einwilligungsfähig war.

Die inhaltliche Gestaltung der Patientenverfügung ist ihrem Verfasser freigestellt. Jedoch sollten die niedergelegten Regelungen ausreichend bestimmt sein, um erkennen zu lassen, für welche Art Erkrankungen oder Krankheitsstadien sie als Handlungsanweisung gedacht sind. Als unzureichend müssen sehr allgemein gehaltene Formulierungen angesehen werden, die keinen Bezug zu Krankheiten oder Krankheitsverläufen erkennen lassen, wie z.B. *„Ich will keine Schläuche"* oder *„Im Falle schwerer Krankheit will ich in Würde und ohne Qual sterben".* Strafrechtlich verbotene Handlungen können nicht eingefordert werden, wie z.B. aktive Sterbehilfe oder Töten auf Verlangen.

2.4 Autonomie

Das Selbstbestimmungsrecht des Patienten wurde in unserem Kulturkreis im Verlauf der letzten Jahrzehnte medizinethisch und rechtlich stetig gestärkt: die kleinste indizierte medizinische Maßnahme oder Intervention gilt als Körperverletzung, solange ihr nicht explizit nach gründlicher Information und Aufklärung zugestimmt wird. Die Akzeptanz des Selbstbestimmungsrechts fordert das Bemühen, den Patienten überhaupt erst in die Lage zu versetzen, auf der Grundlage des ausreichenden Wissens – des informed consent - abwägen und

---

[17] Kostorz (2010, 116-120), Ulsenheimer (2010, 1513)
[18] Nationaler Ethikrat (2005, 33)

entscheiden zu können. Will der Patient sein Selbstbestimmungsrecht autonom wahrnehmen, muß er:

„1) einsichts-, urteils- und entscheidungsfähig – kurz kompetent – sein;

2) verstehen, worum es geht;

3) seine Entscheidung ohne steuernde Einflußnahme durch andere Personen fällen und sie ebenso geltend machen."[19]

Im klinischen Alltag stellen schon Aufklärungsgespräche über einfache medizinische Maßnahmen oder Eingriffe eine Herausforderung dar, wenn deutlich wird, daß der Patient Krankheitsbild, diagnostische und therapeutische Optionen, Risiken und Prognose nur ungenügend versteht und seine Entscheidung zwangsläufig an den „guten" Ratschlägen des Aufklärenden und der mehr oder weniger klugen Angehörigen orientiert. Ärztlicherseits bleibt es in diesen Gesprächen unumgänglich, doch wieder ein partiell paternalistischen Verhalten zu realisieren. Ob während der Erstellung einer Patientenverfügung Freiheit von Willensmängeln (Irrtum, Täuschung, Nötigung) bestand, kann im Nachherein nicht überprüft werden.

2.5   Faktische Reichweitenbegrenzung der Patientenverfügung im Alltag

2.5.1 Überwiegend ärztlich begründete Konflikte und Begrenzungen

Der den aktuell nicht einwilligungsfähigen Patienten behandelnde Arzt muß bewerten, ob das in der Patientenverfügung beschriebene Krankheitsbild mit der jetzt vielleicht nur vorläufig diagnostizierten und mit unsicherer Prognose behafteten Erkrankung ausreichend übereinstimmen.

Eine typische Konfliktsituation für das Behandlungsteam mag folgendes Szenario darstellen: Der Patient hat schriftlich verfügt: *„Ich will nicht an ein Dialysegerät angeschlossen werden".* Prähospital ist ein Kreislaufstillstand durch Kammerflimmern bei akutem Myokardinfarkt vorangegangen; der Patient wurde vom Notarzt erfolgreich reanimiert, das verschlossene Koronargefäß in der Klinik erfolgreich interventionell behandelt; klinisch kann eine zumindest geringe hypoxische Hirnschädigung bei einer anzunehmenden Latenzzeit von 12 bis 15 Minuten bis zum Reanimationsbeginn noch nicht ausgeschlossen werden, der Patient muß noch maschinell beatmet werden, ist noch nicht vollständig kreislaufstabil (d.h. katecholaminpflichtig); die prähospital und anfangs noch intrahospital anhaltende Schocksituation hat zusammen mit der im Rahmen der Koronarintervention notwendigen Kontrastmittelbelastung die schon erheblich vorgeschädigten Nieren in den Zustand des Versagens geführt; indiziert ist in dieser Situation der zumindest vorübergehende maschinelle Nierenersatz.

---

[19] Schöne-Seifert (2005,708)

Neben der Frage, ob denn die aktuelle Behandlungssituation, bei der ja auch der den Arzt emotional belastende Aspekt der iatrogenen Mitwirkung am Nierenversagen berücksichtigt werden muß, überhaupt der antizipierten Situation entspricht, gilt es auch, den derzeitigen Patientenwillen für genau diese vielleicht gut zu bewältigende Hürde des Nierenversagens zu ermitteln. Abhängig von Alter, Erfahrung, persönlicher (philosophischer, religiöser) Position wird die Entscheidung der klinischen Erstbehandler sich in Richtung Dialyseanwendung wie auch Dialyseverzicht entwickeln und erfahrungsgemäß allenfalls Tage später eine ernsthafte, den Patientenwillen berücksichtigende Bearbeitung des Entscheidungskonfliktes stattfinden. An dieser Stelle wird die wichtige Funktion des Bevollmächtigten bei der Herausarbeitung des vom Verfügenden gewünschten oder untersagten Maßnahmen deutlich.

Der in Patientenverfügungen häufig formulierte Wunsch, Unterlassung oder Durchführung definierter Maßnahmen an die Bedingung des *„irreversibel tödlichen Krankheitsverlaufs"* zu knüpfen, fordert ärztlicherseits umfassende medizinische Kenntnis und das Vermögen, eine valide prognostische Einschätzung abzugeben. Erfahrung, Kenntnis, Mut zur prognostischen Einschätzung und Mut zur patientenorientierten Entscheidung (die faktisch durch die lokal herrschenden hierarchischen Strukturen beeinflußt wird) werden im Behandlungsteam täglich anders verteilt sein und damit die tagesgültige Entscheidung über Maßnahmen beeinflussen.

Zum Vorteil des Patienten wird die Entscheidung einzelner Mitglieder des Behandlungsteams im Behandlungsverlauf bewertet und korrigierend beeinflußt, denn die persönliche Position, die ein erstbehandelnder Arzt dem Patienten und seinem (mutmaßlichen) Behandlungswunsch gegenüber einnimmt, hängt von Lebensalter, Erfahrung, Qualifikation, philosophisch-religiöser Grundeinstellung und Position innerhalb der hierarchischen Strukturen ab.[20] Ärzte muslimischen Glaubens können je nach persönlicher Entwicklung und Positionierung innerhalb eines Teams manche Inhalte einer Patientenverfügung bezüglich Therapiebegrenzung unter definierten Bedingungen weniger akzeptieren, sehen sie doch den gesunden wie kranken menschlichen Körper als Gabe Gottes an, welchem allein die letztliche Bestimmung über Zeitpunkt und Modalität des Sterbens zusteht.[21] Eine zusätzliche, das Behandlungsteam belastende Problematik kann in diesen Fällen der Verstoß gegen die Berufsordnung darstellen, wenn an der Fortführung therapeutischer Maßnahmen festgehalten wird, obwohl doch längst Sterbebegleitung angezeigt wäre.

Angesichts zunehmender Klagehäufigkeit durch Patienten oder Angehörige, fürchten gerade die unerfahreneren Ärzte, aus der Sicht Dritter

---

[20] Baberg (2002)
[21] (Übersicht bei Ilkilic 2005, 17-23; persönliche Mitteilung der Imame Friedrichshafens)

„Fehlentscheidungen" zu treffen und sich damit dem Vorwurf fahrlässiger Körperverletzung oder Tötung auszusetzen. Es dient der Beruhigung des Gewissens, sagen zu können, *alles medizinisch Mögliche sei getan worden"*.

2.5.2 Überwiegend durch Patienten begründete Konflikte und Begrenzungen

Die Zahl der Willenserklärungen in Form von Patientenverfügungen steigt an, doch sind nicht alle Dokumente geeignet, den „wirklichen" Willen des Verfügenden zu erkennen, um ihn umgehend in angemessener Weise nachkommen zu können. Eindeutig und nicht mehr interpretationsbedürftig wäre die Aussage: *„Ich lehne Bluttransfusionen grundsätzlich bei jeder Erkrankung und situationsunabhängig ab ungeachtet jeglicher Konsequenzen einschließlich des durch diese Entscheidung verursachten Todes"*. Häufig leidet die Aussagekraft einer Patientenverfügung daran, daß sogar typische Notfallsituationen nicht antizipiert werden.[22]

Auch klar formulierte Vorstellungen hinsichtlich folgenschwerer Erkrankungen und relativ unmißverständliche Beschreibungen antizipierter Situationen lassen in der Stunde der notwendigen Entscheidung dann doch verschiedene Interpretationen zu. Hierzu gehören die häufig angewandten Bestimmungen, daß definierte therapeutische Maßnahmen unterlassen werden sollen, *„wenn sehr wahrscheinlich mit bleibenden schweren körperlichen und geistigen Schäden zu rechnen ist"*.

Nahezu regelhaft fehlen in Patientenverfügungen Interpretationshilfen zur Beantwortung der Frage, bis zu welchem körperlichen oder geistigen Schädigungsgrad der Verfügende denn noch eine Überlebensaussicht anstreben möchte; auch fehlen regelhaft Angaben dazu, welche Erfolgsrate auf ein *„qualitativ gutes"* Weiterleben eine therapeutische Maßnahme denn haben sollte, um angewandt werden zu dürfen.

Vor längerer Zeit verfaßte Verfügungen, die keine Aktualisierung erfahren haben, lassen mitunter daran zweifeln, ob der Verfügende sich denn wirklich mit der Problematik in wiederholt auseinandergesetzt hat – oder ob er vielleicht längst von der schwer nachvollziehbaren schriftlichen Anweisung abgerückt ist. Diskrepanzen zwischen dem vorab erklärten Willen und der aktuell im semi-strukturierten Interview vertretenen Position arbeiteten Becker und Mitarbeiter[23] heraus: einige chronisch kranke Patienten wollten jetzt doch im Notfall invasive Maßnahmen erfahren, die sie vorab abgelehnt hatten.

Zweifel an der Gültigkeit des vorab erklärten Willens muß ein Erstbehandler auch entwickeln, wenn der nur noch grenzwertig einwilligungsfähige Patient oder seine (bevollmächtigten?) Angehörigen in einer Extremsituation den Notarzt anstelle des Notdienstes oder Hausarztes rufen; ersterer wird den Schwerkranken nach den Regeln der ärztlichen Kunst versorgen und hövhstwahrscheinlich auch unter

---

[22] Sommer (2012, 577)
[23] Becker (2009)

Reanimationsbedingungen auf die nächstgelegene Intensivstation transportieren, auf der eine invasive Versorgung unmittelbar anschließt. Für das Behandlungsteam stellt sich die Frage, ob der Patient und/oder seine Bevollmächtigten nicht in einer bedrohlichen Krankheitssituation bewußt von der früher schriftlich eingenommenen Position abgerückt sind.

2.5.3 Überwiegend durch Angehörige begründete Konflikte und Begrenzungen

Formulierungen in Patientenverfügungen bedürfen häufig der Erläuterung und Interpretation. Bestenfalls besteht bei bevollmächtigten oder nicht-bevollmächtigten Angehörigen nur ein Kenntnismangel, weil die Vorstellungen und Wünsche des jetzt nicht kommunikationsfähigen Kranken nicht ausreichend ausführlich im Familienkreis besprochen oder einzelne Angehörige auch weitgehend von der Diskussion ausgeschlossen wurden. Im Alltag führen vielfach unterschiedliche Deutungen durch die (engsten?) Angehörigen zu konfliktbelasteten Diskussionen am Krankenbett. Als behandelnder Arzt kann man sich dann oft des Eindrucks nicht erwehren, daß hierbei ungelöste Probleme und innerfamiliäre Konflikte zwischen verschiedenen Parteien ausgetragen werden. In dieser Atmosphäre kann der Willen des Erkrankten keine Realisierung erfahren.

In der Stunde schwerwiegender Entscheidungen sind die dem Kranken emotional sehr nahestehenden Bevollmächtigten (gleichaltriger Ehepartner?) schlicht überfordert und sehen sich in der herrschenden Familienkonstellation auch den irrationalen Vorwürfen anderer Familienmitglieder ausgesetzt, den Tod des Erkrankten zu verantworten.

Verzögerungen bei der Umsetzung des Patientenwillens treten ein, wenn die Angehörigen zwar den vorab verfügten Willen in ihren eigenen Worten referieren, jedoch die schriftliche Verfügung erst mit Verzögerung auffinden und vorlegen.

Kenntnis der Inhalte einer Patientenverfügung läßt die Bevollmächtigten oder Angehörigen dann zurückhaltend in der Preisgabe des Dokumentes sein, wenn darin eine Begrenzung der Chance auf (Über-)Leben des nicht mehr Einwilligungsfähigen befürchtet wird, der für die aktuelle Situation schriftlich eine Therapiebegrenzung gewünscht hat.

2.5.4 Begrenzungen bei Demenz(entwicklung)

In der Vorbereitungssphase der jetzt geltenden gesetzlichen Regelung sollte die Bindungswirkung nach Ansicht der Mitglieder des Nationalen Ethikrats bestehen, wenn in der Patientenverfügung auf die Anzeichen von Lebenswillen Bezug genommen wurde und der Verfügende deren Entscheidungserheblichkeit für die konkrete Behandlungssituation ausdrücklich ausgeschlossen hat.

Der Konflikt tritt auf, wenn eine früher getroffene autonomen Entscheidung, die im Gegensatz zu aktuellen nichtautonomen Willens- und Lebensäußerungen steht, entgegen dem (bei Ärzten und Pflegekräften praktisch internalisierten)

Beneficiance-Prinzip umgesetzt werden soll. Beispielsweise würde eine vorab verfügte, aber nicht näher erläuterte Untersagung einer Nierenersatztherapie dem bisher Lebensfreude ausstrahlenden dementen Patienten mit prärenalem Nierenversagen infolge Exsiccose bei Pneumonie die erfolgversprechende Überwindung einer somatischen Hürde verwehren. Erfahrungsgemäß ignoriert die Mehrheit der jüngeren klinisch tätigen Ärzte in derartigen Situationen die Patientenverfügung, um sich nicht vorwerfen lassen zu müssen, dem Patienten eine (Über-)Lebenschance und höchstwahrscheinlich eine Rückkehr in den Zustand offensichtlichen Wohlbefindens genommen zu haben.

Rechtlich haben die zu einem früheren Zeitpunkt freiverantwortlich niedergeschriebenen Willensäußerungen über Art und Weise zukünftiger medizinischer Behandlung(en) strikte Bindungskraft, doch fällt es (bevollmächtigten) Angehörigen und behandelnden Ärzten mitunter schwer, eine Kontinuität zwischen der früheren und der heutigen Person, also die personale Identität, zu erkennen. Das Modell der Diskontinuität – der früher Verfügende hat mit dem heute Erkrankten nichts mehr zu tun – wird im klinischen Alltag dankend angenommen, um in Orientierung an die Lebensäußerungen aktuell für das Überleben indizierte medizinische Maßnahmen durchzuführen, beispielsweise eine Dialysebehandlung. Die nonverbalen Willensäußerungen - in dieser Situation "natürliche Willensäußerungen" genannt – sind jedoch *„keine autonomen Äußerungen und fallen daher nicht unter das ethische Prinzip des Respekts vor der Patientenautonomie"*[24]; der nicht mehr Einwilligungsfähige ist auch nicht mehr widerrufsfähig; faktisch wird ihnen aber im Alltag Vorrang vor dem in der Patientenverfügung vorab erklärten Willen eingeräumt.

2.5.5 Patientenverfügung bei Notfällen

Ist ein Patient in einer Notfallsituation nicht entscheidungsfähig, muß der (Not-)Arzt nach den Regeln der ärztlichen Kunst Hilfe leisten und das weitere Vorgehen mit dem Ziel planen, den Patienten vor weiteren Schäden zu bewahren und ihn schnellstmöglich angemessener Diagnostik und Therapie an adäquater Einrichtung zuzuführen. In einer Krankheitssituation höchster Dringlichkeit ist kein Raum für die Nachfrage nach der Präsenz einer Patientenverfügung und der Überprüfung ihrer Aktualität und Situationsbezogenheit. Auf diese Weise gelangt der Verfügende erst einmal in eine Behandlungssituation, die er definitiv mittels seiner Patientenverfügung ausschließen wollte: Reanimation, Intubation und maschinelle Beatmung, kreislaufstabilisierende Unterstützung durch die Hämofiltration auf der Intensivstation, breite Pharmakotherapie inclusive Antibiose. Spätere Kenntnisnahme der Inhalte der Patientenverfügung (bezüglich Grundkrankheit, Prognose, erlaubte medizinische Maßnahmen usw.) und Feststellung der

---

[24] Jox (2014, A 395)

Situationsbezogenheit müssen dann ggf. die Beendigung nicht erwünschter Maßnahmen folgen lassen. In der Praxis wird diese Umsetzung des Patientenwillens von einigen Mitgliedern des Behandlungsteams aus Unkenntnis heraus oft als aktive Sterbehilfe angesehen; es resultieren Diskussionen, die die Realisierung des Patientenwillens verzögern oder gar verhindern.

Während im Falle der unvorhersehbaren Notfallsituation an unvorhersehbarem Ort die medizinisch indizierten Maßnahmen konsequent durchgeführt werden, ohne daß der vorab erklärte Wille des Patienten berücksichtigt werden kann, sollte bei chronisch Schwerstkranken für den Fall der voraussehbaren Notfallsituationen Vorbereitungen getroffen werden, die dem Patientenwillen vor vornherein gerecht werden. Präsentation der Patientenverfügung und der schriftlichen Bevollmächtigung sollte in Anwesenheit des Bevollmächtigten den hinzugezogenen (Not-)Arzt bei COPD im finalen Stadium die Maßnahmen auf Sedation, Analgesie und Anxiolyse beschränken lassen und auf die vorab abgelehnte Intubation und Beatmung zu verzichten.

Hat der Patient zu Beginn des Notfallgeschehens selbst an der Alarmierung des Notarztes noch mitgewirkt, kann dieses Beteiligung auch als Widerruf der vorab formulierten Forderung der Unterlassung intensivmedizinischer Maßnahmen verstanden werden

Auch bei schwerkranken Pflegeheimbewohnern hat der im Notfall hinzugerufene (Not-)Arzt erfahrungsgemäß leider keinen Zugriff auf den vorab erklärten Willen des Patienten und kann sich auch außerhalb normaler Dienstzeiten auch nicht über die mit dem Hausarzt vereinbarten Therapiekonzepte und –begrenzungen informieren.

Eine institutionalisierter Ansatz zur Verbesserung der notfallmedizinischen Versorgung ambulanter Palliativpatienten mit dem Ziel, dem Patientenwillen widersprechende Klinikeinweisungen und Behandlungsmaßnahmen zu vermeiden, stellt sog. Göttinger Palliativkrisenbogen dar[25], in dem u.a. die mit dem Patienten vereinbarten gewünschten und widersprochenen Maßnahmen für den Notdiensttuenden festgehalten sind. Auch andernorts finden diese Konzepte der palliativärztlichen Begleitung am Lebensende Vrbreitung.[26]

2.6   Patientenverfügung und Organspendeerklärung

Inhalte einer schon Patientenverfügung und Organspendeerklärung führen im Klinikalltag zu Konflikten, wenn beide Erklärungen nicht aufeinander abgestimmt worden sind. Bei einem vorab verfügten Untersagen jeglicher lebensverlängernder Maßnahmen wie maschineller Beatmung, Kreislaufstabilisierung oder Nierenersatztherapie im Fall schwerster Erkrankung oder Verletzung mit infauster

---

[25] Wiese u.a. (2008)
[26] Gersmann (2013)

Prognose müßten diese intensivmedizinischen Maßnahmen umgehend beendet werden. Mit dieser Entscheidung kämen die Behandler dem vorab verfügten Willen einerseits nach, könnten aber die mittels Organspendeausweises bekundeten Bereitschaft zur Organspende nicht nutzen. Nicht in jedem Fall wird sich ein Konsens über das Vorgehen mit den Angehörigen ausreichend rasch erarbeiten lassen. Eine Berücksichtigung dieser Problematik muß in der Patientenverfügung erfolgen, in dem die abgelehnte intensivmedizinische Weiterbehandlung ausnahmsweise für den Fall der zu realisierenden Organspende zugelassen wird.[27]

3 Zusammenfassung und Diskussion

Furcht vor Übertherapie und vor der Anwendung lebensverlängernder medizinisch-technischer Maßnahmen in der Krankheitsphase der Kommunikations- und Entscheidungsunfähigkeit lassen manch einen Patienten in Tagen besserer Gesundheit Wünsche und Verbote gegenüber Angehörigen und Ärzten äußern, um verzögertes Sterben oder Leben unter nicht akzeptablen Bedingungen zu vermeiden. Leider legt nicht jeder seine Gedanken und Wünsche in Form einer Patientenverfügung nieder, und somit bleiben bei einer großen Zahl von Patienten die behandelnden Ärzte auf die Ermittlung des mutmaßlichen Willens angewiesen. Repräsentative Stichproben aus den Jahren 2006 und 2007 belegten ein Vorhandensein bei nur 10% der Befragten, 52% erklärten, auch zukünftig keine Patientenverfügung erstellen zu wollen.[28]

Im Verlauf der inzwischen Jahrzehnte lang geführten Diskussion erfuhren die Patientenentscheidungen eine stetige Stärkung ihrer Wirksamkeit: der paternalistisch infiltrierte Ansatz des *salus aegroti suprema lex* wurde durch den *voluntas aegroti suprema lex* tendentiell abgelöst. Die für das Selbstbestimmungsrecht der Patienten und die „Unantastbarkeit" autonomer Willenserklärungen Streitenden erreichten mit dem Inkrafttreten des Dritten Gesetzes zur Änderung des Betreuungsrechts (Patientenverfügungsgesetz) im September 2009 ihr Ziel: **Der vorab wirksam erklärte Wille des Patienten bezüglich Anwendung oder Unterlassung definierter medizinischer Maßnahmen ist ungeachtet der Art und Prognose der inzwischen eingetretenen Erkrankung ohne Reichweiteneinschränkung verbindlich!**

Kann sich 5 Jahre nach Inkrafttreten des Patientenverfügungsgesetzes der Patient darauf verlassen, daß sein vorab erklärter Wille im Krankheitsfall mit Kommunikationsunfähigkeit und Verlust der Entscheidungsfähigkeit die von ihm gewünschte Umsetzung erfährt, oder prägen faktische Reichweitenbeschränkungen den Alltag?

---

[27] siehe auch Vorschlag der Bundesärztekammer (2013, A 574)
[28] Lang, Wagner (2007)

Um dem Patienten gerecht zu werden, braucht es ärztlicherseits Kenntnisse über medizinethische und juristische Grundbegriffe sowie Kenntnis der Rechtslage; dies ist nicht immer der Fall, wie van Oorschot und Mitarbeiter[29] 2005 nach der Auswertung ihrer Befragung publizierten. Wissensmangel und resultierende Unsicherheit können zu Fehlentscheidungen führen. Die individuelle biographische Entwicklung des Arztes wird zu individuellen Bewertungen bei der Frage nach der Anwendbarkeit der Patientenverfügung führen, nämlich Lebensalter, Berufserfahrung, Qualifikation, Position im Team, Philosophie des Teams, (falsch verstandenes?) Ethos, philosophisch-religiöse Erziehung und Positionierung, sozio-kultureller Hintergrund.

Zahlreiche Variablen beeinflussen also die Bewertung des vorab verfügten Willens nicht immer im Sinne des vom Patienten Gewollten. Andererseits besteht die Gefahr, daß der Arzt in seinem Bemühen, dem paternalistischen Klischee zu entgehen, die einigermaßen plausibel anwendbar erscheinende Verfügung umsetzt, ohne sich *„für eine gute Entscheidung persönlich zu engagieren."*[30]

Der Ansatz der **Problemlösung** ist offensichtlich: es bedarf der wiederholten Gespräche zwischen den behandelnden Ärzten und den Bevollmächtigten zusammen mit weiteren engen Weggefährten des Patienten, um das von ihm wirklich Gemeinte herauszuarbeiten. Diese Gespräche müssen geübt werden, Ärzte und Assistenzpersonen müssen auf diesem Gebiet fortgebildet werden, der Umgang mit Patientenverfügungen sollte in Krankenhäusern, Pflegeeinrichtungen usw. innerbetrieblich festgelegt sein, wie es beispielsweise die *„Münchner Leitlinie zu Entscheidungen am Lebensende"*[31] vorbildlich zeigt.

Häufig bahnen die Patienten selbst mit Themenauswahl und Formulierungen ihrer Verfügungen einen problematischen, mit Mißverständnissen belasteten Weg. Vage und verallgemeinernde Aussagen sind ebenso wenig hilfreich wie übermäßig detaillierte und präzis beschriebene Szenarien; erstere erlauben dem Arzt beliebig viele Wege der Interpretation und des (Nicht-)Handelns, die anderen sind wertlos und unwirkam, weil sie in dieser streng formulierten Form nie zu einer realen Situation passen und deshalb als nicht anwendbar vom Arzt ignoriert werden.

Die Wahl medizinischer Begriffe und die Bezugnahme auf multiple interpretierbare Situationen läßt erfahrungsgemäß bei der Mehrzahl der Patientenverfügungen auf einen gravierenden Mangel an Kenntnis über medizinische Techniken und Methoden sowie Modalitäten und Konsequenzen ihrer Anwendung schließen. Die schlichte Forderung *„Keine Dialyse bei schwerer Krankheit"* beinhaltet keine Überlegung zur Prognose und differenziert nicht zwischen einer Dauerdialyse und

---

[29] van Oorschot u.a. (2005)
[30] Maio (2009)
[31] Winkler u.a. (2012)

einer passageren Dialyse, die in der Regel zur Überwindung einer prognostisch günstigen Akutsituation angewandt wird.

Während der präklinischen Phase und im Verlauf der in der Klinik miterlebbaren letzten Phase vor Erreichen des Zustands der Entscheidungsunfähigkeit lassen einige Patienten Widersprüche zu ihrer früher formulierten Verfügung erkennen, die nicht immer als bewußter Widerruf des vorab Verfügten gewertet werden können.

Zweifel dürfen auch darüber aufkommen, ob den die gesetzlich festgeschriebene Verbindlichkeit der Patientenverfügung und die konsequente Umsetzung mit Hilfe des Bevollmächtigten überhaupt von allen Patienten gewünscht wird.

Nach den Befragungsergebnissen von Jox und Mitarbeitern aus dem Jahr 2009 wünschen nur 69,1% der Verfasser von Patientenverfügung die hohe Verbindlichkeit; dabei wird die Verbindlichkeit von den lebensbedrohlich Erkrankten stärker betont als von den nicht lebensbedrohlich Erkrankten. Die Durchsetzung soll dann im Konfliktfall mehrheitlich (>80 %) mittels rechtlichen Vertreters (Bevollmächtigten) erfolgen. Ein Viertel der Patienten (23,9%) entschied sich für den mittleren Verbindlichkeitsgrad, wobei dem Bevollmächtigten erlaubt sei, vom Verfügten abzuweichen, wenn er überzeugt sein sollte, daß der Verfasser in der eingetretenen Situation seine Meinung ändern würde.[32] Die Patienten lassen also prinzipiell ein Umdenken zu, welches sie selbst nicht mehr kontrollieren können.

Der Ansatz der **Problemlösung** ist wiederum offensichtlich: auch wenn Seitens des Gesetzgebers keine Pflicht zur Beratung bei der Erstellung einer Patientenverfügung gefordert wird, sollte diese doch durch einen in diesen Fragen Erfahrenen (Arzt, Jurist) erfolgen. Zum Erwerb einiger grundlegender Kenntnisse böten sich auch Beratungsseminare an, wie sie beispielsweise im Agaplesion Markus Krankenhaus in Frankfurt/Main stattfinden.[33] Die Ergebnisse der Überprüfung des Patientenwissens nach Aufklärungsgesprächen, die auch das Unvermögen dokumentieren, nach dem Informationsgespräch noch Wichtiges von Unwichtigem trennen zu können, belegen das Ungenügen einmaliger Gespräche.[34] Wenn schon im Fall eines wiederholten Eingriffs eine erneute rechtswirksame Aufklärung und eine erneute Erarbeitung eines Informed Consent gefordert wird, dann sollte doch auch die Notwendigkeit wiederholter Gespräche über existentielle Fragen erkannt werden. Die erweiterten Kenntnisse, modifizierten Einstellungen und geänderten Konzeptionen für das eigene Leben müssen in einer wiederholt aktualisierten Patientenverfügung Raum finden und nachvollziehbar sein.[35] Diese Art des Vorgehens mag auch die kritischen Fragen relativieren helfen, die sich das

---

[32] Jox u.a. (2009)
[33] Schöffner u.a. (2012)
[34] Eran u.a. (2011)
[35] in der Schmitten u. Marckmann (2012), Konzept des Advance Care Planning

---

Behandlungsteam bei einer vor vielen Jahren einmalig formulierten Verfügung immer stellen muß: ob nämlich die vorgelegte Verfügung überhaupt von einem einwilligungs- und entscheidungsfähigen Menschen erstellt wurde, und ob er dies ohne Nötigung tat.

Weitaus schwieriger wird die Bewertung des vorab verfügten Willens bei Patienten mit dementieller Entwicklung. Hans Küng bestätigt seine ganz persönlichen Vorstellungen und seine Wünsche für alle nachvollziehbar öffentlich, z.B. im Gespräch mit Anne Will: *„...Neuerdings gibt es sogar Demenz-Dörfer. Eine schreckliche Vorstellung! Das kann ich mir nicht vorstellen, dass ich das haben möchte. Ich möchte so sterben, dass ich noch voll Mensch bin und nicht nur reduziert auf ein vegetatives Dasein."*[36] Kaum jemand hat die Möglichkeit, sein seine persönliche Haltung und sein Wertesystem vor einer solch großen Zahl von „Zeugen" zu präsentieren und Entwicklungen des Denkens verfolgen zu lassen.

Sein Freund Walter Jens, mit dem er über viele Jahre hinweg existentielle Probleme diskutierte, verfügte 2006: .. – *wenn ich geistig so verwirrt bin, dass ich nicht mehr weiß, wer ich bin, wo ich bin, und Familie und Freunde nicht mehr erkenne...dann verlange ich, dass alle medizinischen Maßnahmen unterbleiben, die mich am Sterben hindern."*[37] Dank des Engagements und der intensiven Fürsorge vieler lebte Walter Jens noch mehrere Jahre lang ein Leben, welches er in den Jahrzehnten geistiger Stärke für sich immer abgelehnt hatte. Faktisch hat sein natürlicher Wille, zu leben und ohne physische Pein seine begleiteten Spaziergänge zu absolvieren, viele Menschen um ihn herum dazu gebracht, ihn über alle Hürden hinweg am Leben zu erhalten; dem sog. „natürlichen Willen" wurde hier immer Vorrang vor dem vorab verfügten Willen eingeräumt.

Lebensäußerungen, die als „natürliche Willensäußerungen" verstanden werden, stellen jedoch **keine** autonomen Äußerungen eines bewußt und selbstbestimmt lebenden einwilligungsfähigen Menschen dar, weshalb gefordert wird: *„Der natürliche Wille kann und darf nicht auf eine Stufe mit dem autonomen Willen von Patienten gestellt werden. Und er kann und darf insofern auch nicht als Indikator für eine mögliche Willensäußerung von Patienten oder gar als Anzeichen für den Widerruf einer Patientenverfügung missverstanden werden."*[38] Im Spannungsfeld zwischen der durch eine früher autonomen Person formulierten Willenserklärung und dem im ärztlichen Ethos verankerten Fürsorgegebot einem offensichtlich nicht am Leben leidenden Patienten mit positiven natürlichen Willensäußerungen gegenüber entscheiden sich im Alltag die Ärzte mehrheitlich dazu, dem Patienten fürsorglich Hilfestellung zu einem „guten" Weiterleben zu geben, solange die Maßnahmen nicht unangemessen sind. Bislang lassen sich die Ärzte nicht zu

---

[36] Küng (2014, 24-25)
[37] Jens (2009, 199)
[38] Jox u.a. (2014, A 396)

„unengagierten Vollstreckern von Verfügungen wandeln", wovor Maio nach Inkrafttreten des Patientenverfügungsgesetzes warnte.[39] Insbesondere in den frühen Phasen dementieller Entwicklung, in denen es schwerfällt, den Grad der aktuellen individuellen Entscheidungsfähigkeit abzuschätzen und in Bezug zum Anforderungsgrad der aktuellen notwendigen Entscheidungsfindung zu setzen, erlebt sich der Arzt in seinem Selbstverständnis erheblich belastet und seine Autonomie als Mensch und ärztlich ausgebildeter Entscheider bedrängt. Da ja oftmals auch Zweifel darüber bestehen, ob denn der Patient zum Zeitpunkt der Erstellung seiner Patientenverfügung überhaupt noch selbstbestimmt entscheidungsfähig war, wird im Behandlungsteam erfahrungsgemäß keine mehrheitlich gestützte Entscheidung dahingehend erfolgen, beispielsweise Maßnahmen wie intravenöse Antibiotikagabe und passagere nichtinvasive Beatmung **nicht** durchzuführen, auch wenn die Verfügung lauten sollte: *„Im Falle nicht umkehrbarer schwerer Demenz keine antibiotische Therapie und keine Art Unterstützung der Atmung"*. Im Gespräch mit fordernden Angehörigen gilt es auch deren Motivation zu erkennen, die nicht immer auf das Ziel gerichtet ist, einem bis dahin offensichtlich lebensfreudigen Patienten eine Chance auf Besserung und Weiterleben zu gewähren.

Nur eine noch intensivere langfristige Begleitung des Kranken und seinen Wegbegleitern und wiederholte Gespräche im Kreise aller verantwortlich Beteiligten vermag zum Konsens führen, der dem Patienten(willen) vielleicht ansatzweise gerecht wird.

Wird in einer Notfallsituation die professionelle Rettungskette durch Anruf in der Rettungsleitstelle in Gang gesetzt, führt diese Entscheidung unweigerlich in fast allen Fällen zur notärztlichen Behandlung und Begleitung es Patienten in die nächstgelegene Klinik. Wird in diesem Prozeß gegen den vorab bestimmten Willen verstoßen, ist die Ursache nicht allein in der Ignoranz des Notarztes zu suchen, sondern in der schlechten Vorbereitung der ja nicht völlig unvorhersehbaren Krankheitssituation: die Patientenverfügung liegt nicht vor, der Patientenwille kann nicht umgehend ermittelt werden, da die entscheidenden Gesprächspartner nicht präsent sind, erarbeitete/vereinbarte Behandlungskonzepte für zu erwartende Notfallsituationen sind zwischen Patient (soweit möglich), Bevollmächtigten, Angehörigen, Hausarzt, Pflegenden (zuhause oder im Heim) nicht erarbeitet wurden oder diese schriftlich fixierten Vereinbarungen liegen akut nicht vor.

Um den meistens schwerkranken Patienten zuhause oder in Pflegeeinrichtungen gerecht zu werden, muß auch hier im Sinne des Advanced Care Planning die wiederholte Beratung, angepaßt an das cerebrale Leistungsvermögen, sowie die wiederholte Ermittlung des vermeintlichen Willens im Wandel des Situationen mit

---

[39] Maio (2009, 1565)

allen an der Fürsorge Beteiligten erfolgen. Ungenügende Vorbereitung auf zu erwartende Probleme führt gerade bei Patienten, für die eigentlich eine dezidierte palliativmedizinische Betreuung vorgesehen war, zu nicht gewollter Übertherapie wie Intubation, Beatmung und Gabe kreislaufstabilisierender Pharmaka sowie Aufnahme auf die Intensivstation unter der Verdachtsdiagnose *fulminante Lungenembolie*, wobei dem Notarzt keine Information über die Grunderkrankung des *metastasierten Bronchialkarzinoms im finalen Stadium* vermittelt wurde. Einen regionalen Lösungsansatz stellt der schon vor mehr als 5 Jahren entwickelte Göttinger Palliativkrisenbogen dar.[40]

Nicht alle erhältlichen Patientenverfügungsformulare berücksichtigen in einem zusätzlichen Kapitel das Problem der Organspende und die möglichen Interferenzen. Auch bei den in „Eigenregie" erstellten Vorabverfügungen wird dieses Problemfeld überwiegend vergessen. Die Bearbeitung des Themas Organspende erfordert von Patienten wie Beratern eine erweiterte intellektuelle und emotionale Anstrengung, die meiner Erfahrung nach viel zu selten geleistet wird. Sie wird auch gar nicht von allen geleistet werden können, wenn wir in unserem Land von einer 14,5%igen Rate funktioneller Analphabeten ausgehen müssen.[41]

Die einwilligungsfähigen, beratungssensitiven ratsuchenden Patienten stehen darüber hinaus vertrauenswürdigen Gesprächspartnern (langjähriger Hausarzt, wiederholt behandelnder Krankenhausarzt) gegenüber, die selbst unzureichend informiert sind oder inzwischen eine subjektiv kritische Einstellung gegenüber Organspende und Transplantation eingenommen haben und diese natürlich zwangsläufig vermitteln.[42]

Während die Einwilligungsfähigkeit des kommunikationsfähigen Patienten in einer depressiven Phase hinsichtlich einer risikoreicheren medizinischen Maßnahme (z.B. Zustimmung oder Ablehnung einer medizinisch indizierten Bauchaortenaneurysma-Op) schon als deutlich eingeschränkt angesehen wird, wird dies bezüglich viel schwerwiegenderer Aussagen einer Patientenverfügung mit irreversiblen Konsequenzen im Alltag selten thematisiert. Dabei muß doch auch kritisch gefragt werden, ob nicht Forderungen zur Therapiebegrenzung aus Lebens- und Zukunftsangst mit depressiver Grundstimmung heraus entstanden sind.

Während bei ärztlichen Eingriffen jeden Schweregrades die Aufklärung eine Wirksamkeitsvoraussetzung der Einwilligung darstellt und Willensmängel eine Unwirksamkeit der Einwilligung zur Folge haben könnten, soll andererseits eine vielleicht schon viele Jahre alte, mitunter irreversible Konsequenzen nach sich ziehende Zustimmung/Ablehnung vom Arzt befolgt werden, obwohl weder eine

---

[40] Wiese u.a. (2008)
[41] Grotlüschen u.a. (2012)
[42] Grammenos u.a. (2014)

wirksame Aufklärung belegt noch Willensmängel ausgeschlossen werden können. Dies ist in der ärztlichen Praxis nicht leicht zu verstehen.

Auf die im Kapitel 1 formulierten Fragen sollen unter Berücksichtigung der vorangegangenen Diskussion nachfolgende Antworten gegeben werden:

ad 1)

Die Reichweite des in einer sogenannten Patientenverfügung vorab erklärten Willens ist in der Mehrzahl der Fälle faktisch begrenzt. Das Verfügte wird vom verantwortungsbewußten und fürsorglichen Arzt immer auf Anwendbarkeit und Validität überprüft werden, die Interpretationsbedürftigkeit des vorab Verfügten erlaubt den Behandlern ein Nachdenken und Entscheiden, das von verschiedenen in ihrer eigenen Person und Biographie begründeten Variablen (inclusive dem einem Wandel unterworfenen ärztlichen Ethos) in seinem Ergebnis beeinflußt wird. Patienten, Bevollmächtigte und Angehörige bieten durch ungenügende Gestaltung der Verfügung, fehlendes Engagement bei Erstellung und Pflege der Verfügung sowie schlecht informierte und auch ungeeignete Bevollmächtigte dem Arzt Ansätze, die Verfügung nicht unmittelbar umsetzen zu müssen. Innerfamiliärer Zwist, in den die Bevollmächtigten verwickelt sind, erschwert die Ermittlung des Patientenwillens erheblich.

ad 2)

Nur ein geringer Anteil der Patienten läßt annehmen, daß die in der Patientenverfügung schriftlich fixierten Entscheidungen autonome Entscheidungen eines wohlinformierten, einsichts- und urteilsfähigen, nicht manipulierten oder genötigten Menschen sind. Gravierender Kenntnismangel aus Desinteresse oder intellektuellem Unvermögen, unkritisches und inkohärentes Verhalten sowie Mangel an Authentizität müssen zweifeln lassen, ob dem vorgelegten Text autonomes Denken zugrunde liegt. Insbesondere beim nicht mehr kommunikations- und einwilligungsfähigen Patienten ist nur schwer eruierbar, welche einschränkenden Einflüsse passager oder permanent zum Zeitpunkt der Erstellung der Patientenverfügung bestanden: schwere Allgemeinerkrankung, prädementielle Entwicklung, Depression, Angststörungen, begründete oder unbegründete Einnahme von Psychopharmaka. Angenommen werden darf: dem vorab erklärten Wille der Patienten liegt nur bei einer Minderheit eine autonome Entscheidung zugrunde.

ad 3)

Die gesetzlich festgelegte Verbindlichkeit einer früher getätigten Aussage für den Fall der krankheitsbedingten Entscheidungsunfähigkeit stellt **Rechtssicherheit und damit formal einen Fortschritt** dar. Es stellt m.E. jedoch einen gravierenden Mangel dar, die gesetzlichen Bestimmungen für die Erstellung einer wirksamen Patientenverfügung auf das Lebensalter und die nicht überprüfte

Einwilligungsfähigkeit zu beschränken, ohne auf die limitierenden Bedingungen wie Willensmängel einzugehen. Erforderlich wäre die verpflichtende Beratung durch ausgewiesene Fachleute bei der Erstellung einer Patientenverfügung, auch sollte die Auswahl des/der Bevollmächtigten nicht der Beliebigkeit unterliegen. Mit der verpflichtenden Beratung sollte auch die Einwilligungsfähigkeit kompetent überprüft werden. Das Interesse an den für sich selbst festgelegten medizinischen Wegen, mit dem der Verfügende ja auch anderen durchaus Belastungen zumutet, sollte durch wiederkehrende Überarbeitung der Verfügung verpflichtend bekundet werden[43]. Unter den jetzt geltenden Bestimmungen besteht durchaus die Gefahr, daß Ärzte als unengagierte Vollstrecker inhaltlich schlechter Verfügungen dem eigentlichen Patientenwunsch in der Lebensphase der Entscheidungsunfähigkeit irreversibel nicht nachkommen.

Mit all diesen ungelösten Problemen sehen in der Schmitten und Marckmann die Patientenverfügung auch nach 2009 eher in einer *Sackgasse*.[44]

In einen Forderungskatalog würde ich vorläufig aufnehmen wollen:

Beratungspflicht bei der Erstellung einer Patientenverfügung, an dieser Beratung müssen auch die Bevollmächtigten teilnehmen;

Aus- und Weiterbildungspflicht sämtlicher Akteure: Ärzte, Pflegende, Sozialdienste, Juristen, gerichtlich bestellte Betreuer;

Verzicht auf gerichtlich bestellte Betreuer ohne medizinische Grundkompetenz;

Pflicht zur jährlichen Bestätigung der Verfügung durch den Patienten, solange dies krankheitsbedingt noch möglich ist, insbesondere aber bei Wechsel der Versorgungsart (Einzug in ein Pflegeheim wegen Krankheitsprogress oder neu aufgetretener schwerwiegender Erkrankungen).

Diese Forderungen mögen als freiheitseinschränkend bewertet werden können, doch scheinen sie mir erforderlich, dem wirklichen Patientenwillen inhaltlich näher zu kommen. Die aktuell mühsame Erkundung des mutmaßlichen Patientenwillen im Schatten einer schlechten Patientenverfügung verbraucht viel Zeit, induziert Streit und wird dem Patienten doch nicht gerecht. Die Grundlagen der Erstellung einer validen Patientenverfügung müssen verbessert werden.

---

[43] in Österreich ist die Geltungsdauer der Patientenverfügung auf 5 Jahre begrenzt!
[44] in der Schmitten, Marckmann (2013)

4 Literatur

Arbeitsgruppe „Patientenautonomie am Lebensende" (2004): Patientenautonomie am Lebensende. Ethische, rechtliche und medizinische Aspekte zur Bewertung von Patientenverfügungen; Bericht der Arbeitsgruppe vom 10. Juni 2004

Baberg, H.T, R. Kielstein, J. de Zeeuw, H.-M. Sass: Behandlungsgebot und Behandlungsbegrenzung: Einfluß des Patientenwillens und Prioritäten in der palliativen Versorgung. Dtsch Med Wochenschr 127 (2002), 1690-1694

Becker, M. et al.: How to explore what people really want to say with an advanced directive. Poster Abstract PE 2.S418, S. 204 des Abstract-Bandes

Borsasio, G.D, H.-J. Heßler, R.J. Cox, C. Meier (Hrs.): Patientenverfügung. Das neue Gesetz in der Praxis, Kohlhammer, Stuttgart 2012

Bundesärztekammer (2007): 3. Regelung der Patientenverfügung im Betreuungsrecht. Beschlussprotokoll des 110. Deutschen Ärztetages vom 15. Bis 18. Mai 2007 in Münster.

Bundesärztekammer (2010): Empfehlungen der Bundesärztekammer und der zentralen Ethikkommission bei der Bundesärztekammer zum Umgang mit Vorsorgevollmacht und Patientenverfügung in er ärztlichen Praxis. Deutsches Ärzteblatt 107 (2010), A 877 – A 882

Bundesärztekammer (2013): Arbeitspapier zum Verhältnis von Patientenverfügung und Organspendeerklärung. Deutsches Ärzteblatt 110 (2013), A 572-574

Deutscher Juristentag (2006): Beschlüsse der Abteilung Strafrecht. Patientenautonomie und Strafrecht bei Sterbebegleitung.

Dlubis-Dach, J., P. Glogner: Durch welche Faktoren werden Therapiebegrenzungen auf internistischen Intensivstationen beeinflußt? Ethik Med 13 (2001), 76-86

Enquete Kommission „Ethik und Recht der modernen Medizin" (2004): Zwischenbericht Patientenverfügungen; Drucksache 15/3700 vom 13.09.2004

Eran, A. u.a.: Überprüfung des Patientenwissens nach Aufklärung vor invasiver Koronarangiographie. Dtsch Med Wochenschr 136 (2011), 2407-2413

Gersmann, A.: Begleitung am Lebensende. Konzept einer haus- und palliativärztlichen ambulanten Betreuung. Klinikarzt 42 (2013), 564-569

Grammenos, D. u.a.: Einstellung von potentiell am Organspendeprozess beteiligten Ärzten und Pflegekräften in Bayern zu Organspende und Transplantation. Dsch med Wochenschr 139 (2014), 1289-1294

Gross, R., P. Schölmerich: Innere Medizin und ärztliches Handeln. In: Gross, R., P. Schölmerich (Hrsg.): Lehrbuch der Inneren Medizin; fünfte, völlig neu bearbeitete Auflage, Stuttgart 1977

Grotlüschen, A., W. Riekmann (Hrsg.): Funktionaler Analphabetismus in Deutschland; Waxmann, Münster 2012

Grotlüschen, A., W. Riekmann, K. Buddeberg: Hauptergebnisse der leo.-Level-one Studie; in: Grotlüschen, A., W. Riekmann (Hrsg.): Funktionaler Analphabetismus in Deutschland; Waxmann, Münster 2012, 54-75

Hoppe, J.D.: Vorwort zu den Richtlinien der Bundesärztekammer für die ärztliche Sterbebegleitung. Deutsches Ärzteblatt **90** (1993), A-2404-2405

Ilkilic, I.: Begegnung und Umgang mit muslimischen Patienten. Medizinethische Materialien Heft 160, Zentrum für Medizinische Ethik (ZME), Ruhr-Universität Bochum; 5. Auflage 2005

in der Schmitten, J., G. Marckmann: Gesundheitliche Vorausplanung (Advance Care Planning); in: Borsasio, G.D, H.-J. Heßler, R.J. Cox, C. Meier (Hrs.): Patientenverfügung. Das neue Gesetz in der Praxis, Stuttgart 2012, 96-114

in der Schmitten, J., G. Marckmann: Sackgasse Patientenverfügung. Zeitschrift für medizinische Ethik **59** (2013), 229-243

Jens, I.: Ein Nachwort in eigener Sache; in: Jens, W., H. Küng: Menschenwürdig sterben – Ein Plädoyer für Selbstverantwortung; erweiterte und aktualisierte Neuausgabe, Piper, München 2009, 199-211

Jox, R.J. u.a.: Verbindlichkeit der Patientenverfügung im Urteil ihrer Verfasser. Ethik Med **21** (2009), 21-31

Jox, R.J., J.S. Ach, B. Schöne-Seifert: Der „natürliche Wille" und seine ethische Einordnung. Deutsches Ärzteblatt **111** (2014), A 394 - 396

Kostorz, P.: Das neue Patientenverfügungsrecht und die Behandlung einwilligungsunfähiger Patienten – Was ist aus rechtlicher Sicht zu beachten? Arztrecht **45** (2010), 116-120

Küng, H.: Glücklich sterben? Piper, München 2014

Lang, F.R, G.G. Wagner: Patientenverfügung in Deutschland: Bedingungen für ihre Verbreitung und Gründe der Ablehnung. Dtsch Med Wochenschr **132** (2007), 2558-2562

Maio, G.: Sterbehilfe nach Checkliste? Dtsch Med Wochenschr **134** (2009), 1565-1566

Mikich, S.: Enteignet. Warum uns der Medizinbetrieb krank macht. C. Bertelsmann, München 2013

Nationaler Ethikrat: Patientenverfügung. Ein Instrument der Selbstbestimmung. Stellungnahme; Berlin 2005

Nida-Rümelin, J. (Hrsg.): Angewandte Ethik. Die Bereichsethiken und ihre theoretische Fundierung; Kröner, 2., aktualisierte Auflage, Stuttgart 2005

Nölling, T.: Patientenverfügung – Der aktuelle Stand. ArztRecht **44** (2009), 144-151

Paul, N.W., A. Fischer: Patientenverfügung: Wahrnehmung und Wirklichkeit. Dtsch Med Wochenschr **133** (2008), 175-179

Reichart, B.: Ich hasse den Tod. In: DIE ZEIT, 06. Juli 2007, 15-18

Schöne-Seifert, B.: Medizinethik; in: Nida-Rümelin, J. (Hrsg.): Angewandte Ethik; Kröner, 2., aktualisierte Auflage, Stuttgart 2005, 690-802

Schöffner, M, Schmidt, K.-W., Benzenhöfer, U., Sahm, S.: Patientenverfügung auf dem Prüfstand: Ärztliche Bratung ist unerlässlich. Dtsch Med Wochenschr 137 (2012), 487-490

Sommer, S. u.a.: Patientenverfügungen in stationären Einrichtungen der Seniorenpflege: Vorkommen, Validität, Aussagekraft und Beachtung durch das Pflegepersonal. Deutsches Ärzteblatt 109 (2012), A 394 - 396

Speck, R.: „...nicht sterben als entmündigtes Objekt der Medizin". Deutsches Ärzteblatt 81 (1984), A 2544-2546

Stünker J.: Das Gesetz zur Patientenverfügung und wie es dazu kam. In: Borasio, G.D., H.-J. Heßler, R.J. Jox, C. Meier (Hrsg.): Patientenverfügung. Das neue Gesetz in der Praxis; Kohlhammer, Stuttgart 2012, 9-14

Uhlenbruck, W.: Der Patientenbrief – die privatautonome Gestaltung des Rechts auf einen menschenwürdigen Tod. Neue Juristische Wochenschrift 31 (1978), 566-570

Ulsenheimer, K.: Die ärztliche Sterbehilfe. In: Laufs, A., Kern, B.-R. (Hrsg.): Handbuch des Arztrechts; 4. Neubearbeitete Auflage, C.H. Beck, München 2010, 1493-1516

van Oorschot, B. u.a.: Einstellungen zur Sterbehilfe und zu Patientenverfügungen. Dtsch Med Wochenschr 130 (2005), 261-265

Verrel, T.: Rechtliche Aspekte. In: Verrel, T., A. Simon: Patientenverfügungen. Rechtliche und ethische Aspekte. Alber, Freiburg 2010, 13-57

Verrel, T., A. Simon: Patientenverfügungen. Rechtliche und ethische Aspekte. Alber, Freiburg 2010

Wiese, C.H.R., U. Bartels, A. Geyer, G. Duttge, B.M. Graf, G.G. Hanekop: Göttinger Palliativkrisenbogen: Verbesserung der notfallmedizinischen Versorgung von ambulanten Palliativpatienten. Dtsch Med Wochenschr 133 (2008), 972-976

Winkler, C.W. u.a.: Münchner Leitlinie zu Entscheidungen am Lebensende. Ethik Med 24 (2012), 221-234

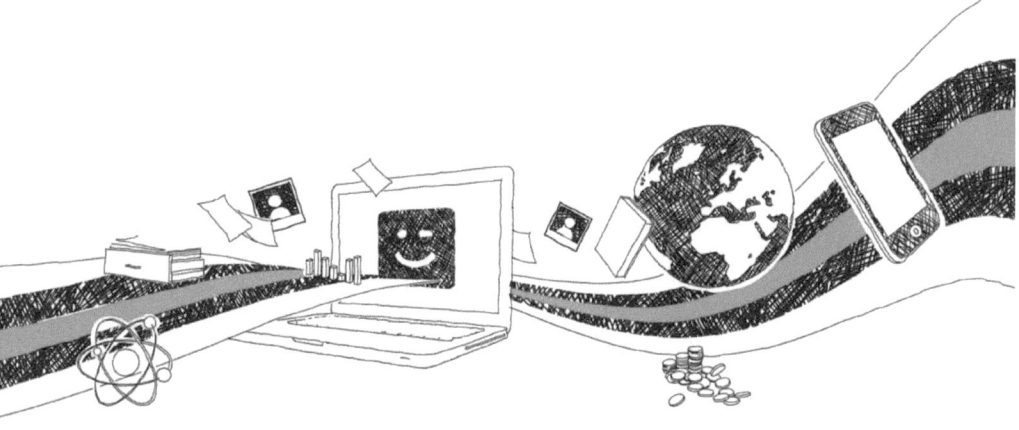
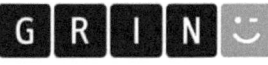